Une pensée pour tous ceux et celles qui luttent et persévèrent face à cette r  l'encontre de la nature humaine. L'infertilité.

Je me suis découvert une force incroyable.

J'ai parsemé mon récit de pensées, trouvées ici et là, qui m'ont inspirées au long des dix dernières années et qui m'ont, d'une certaine manière, aidée à traverser les moments difficiles. En espérant que ces paroles vous touchent autant qu'elles m'ont touchée.

Mon histoire peut ressembler de loin ou de proche à la vôtre. J'ai choisi de vous la partager d'une manière simple et courte, sous forme de récit. Cela me ressemble, sans flafla, avec l'humble intention d'aider les autres en la communiquant. La connaissance et l'expérience de tous sont les plus grandes richesses sur terre. Un mot peut changer une vie.

Remerciement

Permettez-moi d'abord de remercier particulièrement ces deux personnes.

Une énorme reconnaissance et admiration à l'homme de ma vie qui m'a supporté et qui a traversé cette douloureuse épreuve avec moi.

Elle m'a consacré énormément de son temps et elle y a mis tout son cœur durant ce long épisode de ma vie. Merci maman de m'avoir accompagnée. J'ai peine à imaginer comment une mère se sent face à sa fille qui vit cette situation.

Ce livre t'est dédié, maman.

Le rêve

Toute petite, on joue avec nos poupées, on prépare des repas imaginaires, on joue à la maîtresse d'école ou à la maman. On écoute des films de Walt Disney et on lit des histoires de princesses. Ils vécurent heureux et ils eurent beaucoup d'enfants...

Pourquoi moi?

À 24 ans, je désire fonder une famille. Je partage ma vie avec un homme formidable et nous avons un bon emploi. Alors sans hésiter on se lance dans ce merveilleux projet de vie.

Voilà des mois qui passent... Qu'est-ce qui se passe? J'étais certaine que la bonne nouvelle arriverait rapidement. Je suis étonnée que cela soit si long mais il est un peu trop tôt pour se décourager. Combien de temps devons-nous attendre? Plus d'une année vient maintenant de s'écouler. C'est long un an. C'est douze mois, c'est douze déceptions, douze tristesses.

Je réalise que l'éducation reçue à l'école ne nous prépare pas à ce genre de problème. On nous prépare à entrer sur le marché du travail, mais nous prépare-t-il à affronter les épreuves de la vie?

Jusqu'à présent, personne ne semble vivre une situation semblable dans mon entourage. Suis-je la seule à qui cela arrive dans le monde entier? Les gens autour de moi y parviennent rapidement. Des gens proches de moi ont même planifié la date de leur accouchement pour bien s'harmoniser avec leur travail. Comment est-ce possible? C'est injuste. C'est frustrant. Ce n'est évidemment pas ce que j'avais imaginé.

Découragée après deux ans, oui je sais c'est beaucoup trop long, on se décide à consulter un médecin. C'est long deux ans, mais on ne savait pas combien de temps nous devions essayer avant de consulter. Comme on n'a pas de médecin de famille, on se rend dans une clinique sans rendez-vous. Le médecin nous informe qu'après un an d'essai, on peut sans hésiter se poser des questions et consulter. Il nous réfère donc à une clinique de fertilité. Une clinique de quoi? J'ignorais l'existence de ces cliniques! Elle existe depuis quand? Qu'est-ce qui se passe dans ces cliniques? Est-ce que c'est juste moi qui dormais pendant des années ou c'est un univers qu'on n'entend pas parler?

L'inévitable question : pourquoi moi? Qu'est-ce que j'ai fait ? Je questionne mon mari, je passe ma vie en revue dans ma tête pour essayer de trouver un élément déclencheur, la cause de notre problème. Je ne pense qu'à ça. Est-ce dû aux produits chimiques, aux produits d'entretien ménagé, à l'environnement, est-ce moi, est-ce lui, est-ce nous…? Je cherche une raison. Je suis convaincu qu'à la clinique ils trouveront la cause et auront une solution.

En attendant, où que j'aille, je remarque les femmes enceintes. Dans les boutiques, sur la rue, dans l'autobus, à la télévision, au travail, au parc, au cinéma, au restaurant… Un conseil: évitez les grands centres d'achats, il y en a partout! Je dois parfois me protéger émotionnellement et détourner le regard. Je sais bien au fond que je dois me faire à l'idée, les gens continuent de vivre et continuent de faire des bébés. Je n'y peux rien. J'envie ces femmes. Je vois leur beau sourire en flattant leur bedaine. Savent-t-elles à quel point elles en ont de la chance? Qu'est-ce qu'elles ont de plus de moi? Qu'ai-je donc fait pour mériter cela?

En plus de souffrir à la vue de toutes ces femmes enceintes, certaines racontes qu'elles n'essayaient même pas. Il y a même des émissions comme ''17 ans et enceinte...'' ou ''Enceinte sans le savoir''. Je n'ai pas été capable de regarder ces émissions. Franchement, cela serait cruel. Un matin, l'horreur, j'écoute les nouvelles à la radio, une jeune mère vient de tuer sa petite fille âgée de quelques semaines. Je suis sous le choc. Je ne comprends pas l'être humain. J'aimerais mettre une affiche qui dit ''si vous n'en voulez plus, donnez-le-moi ! ''. J'en vois qui crient très fort après leur enfant en leur serrant le petit bras et ça me brise le cœur. Je me dis que si j'avais la chance d'avoir un enfant, j'en prendrais soin et je le couvrirais d'amour! Peut-être que le fait de désirer aussi fort et aussi longtemps quelque chose, nous fait prendre conscience de sa valeur.

Je suis furieuse. Ce n'est pas compliqué, j'en veux à la vie, j'en veux à la terre entière. Ne pas vivre la maternité est un cauchemar pour celles qui le désir. Le mot n'est pas assez fort. Lorsque j'entends des gens se plaindre de leurs petits ou de leur grossesse, j'ai envie de leur dire ''Non mais ta gueule!'', mais ce genre de langage ne fait pas parti de mon vocabulaire audible.

Avec cette énorme tristesse, je continue à travailler, mais le cœur est ailleurs. Ce profond désire prend beaucoup de place. J'ai l'impression de vivre en attendant. En attendant de tenir ce petit être cher dans mes bras. Une chose est certaine, il n'est pas question que je meurs avec cet immense regret sur le cœur. Je veux tout essayer. Je mets ma vie entre parenthèses et je place mon énergie, mon temps et mon espoir sur cette clinique de fertilité, cet univers inconnu.

Citation de Mère Teresa : "La vie est un défi à relever, un bonheur à mériter, une aventure à tenter"

Devenir Parents - Première bataille

Nous rencontrons un médecin de la clinique de fertilité. Il nous explique d'abord les causes possibles et les solutions médicales existantes. Il nous informe qu'il se peut aussi qu'on ne trouve pas la cause ou qu'aucune solution ne fonctionne. Pour commencer, mon mari doit passer un spermogramme. Si le problème vient de là, on le saura rapidement. Étape difficile pour certains messieurs. Après quelques jours, nous rencontrons à nouveau le médecin afin de connaître la suite. Les résultats du test de monsieur sont bons. Donc on débute les tests pour madame. Je dois passer des tests sanguins, vérifier mes cycles, faire des échographies… Rien d'évident ne ressort des tests.

Conclusion, cause inconnue pour le moment. Ce n'est pas une mauvaise nouvelle en soi, cependant quand on ne trouve pas la cause, il est difficile d'avoir le bon traitement. On nous propose une première option: l'insémination. L'insémination artificielle est une technique de reproduction assistée consistant à déposer du sperme dans l'utérus à l'aide d'un petit tube. Ça ressemble à un test gynécologique. Un processus simple, indolore, mais pas de garantie de succès. Il se pourrait que plusieurs inséminations soient nécessaires avant d'obtenir un résultat positif.

Après un protocole de piqûres et de médicaments, je me rends à la clinique et je me fais inséminée. Je retourne travailler le soir même. En passant, il ne faut pas trop s'informer sur internet des effets secondaires, c'est épeurant. Dans le pire des cas, la mort, tout simplement! N'oublions pas les injections... Peur des piqûres? Il ne faut pas! Je me sens comme un rat de laboratoire à qui on donne des médicaments et on regarde si cela fonctionne ou non. On garde confiance, on est positif et on continue notre routine quotidienne. Pour ce qui est de la conciliation travail-famille, ce n'est pas si facile. Il faut s'absenter du travail plusieurs fois durant le processus et on ne choisit pas les jours et l'heure qui convient à notre horaire. On doit donc gérer l'accommodation au travail, nos agendas et comme ce n'est pas totalement gratuit, il faut aussi gérer le budget familial.

Lors des nombreux rendez-vous, dans la salle d'attente, plusieurs couples silencieux s'y trouvent. Je ne suis donc pas seule! Je sais bien que si ces cliniques existent, c'est parce qu'il y a un besoin. On se sent si seul, qu'on réalise une fois rendu dans la salle d'attente que d'autres couples, comme nous, ont besoin d'aide. J'aimerais tant discuter avec eux pour échanger sur nos problèmes et nos parcours. L'infertilité semble être un sujet plutôt tabou et à mon avis on doit au contraire se tenir et se réconforter. Il n'y a pas de honte à avoir. On est tous là pour réaliser notre rêve, un magnifique rêve... avoir un enfant. Fonder une famille.

Je fais le fameux test de grossesse à la maison, 14 jours après l'insémination. Il est 5 heures du matin, mon mari dort encore. Je suis seule dans la salle de bain et les secondes semblent interminables. Je lis et relis en entiers les instructions du test pour être certaine. Je voulais tellement voir les deux lignes qui annoncent la bonne nouvelle, je ne les avais encore jamais vues en deux ans! Miraculeusement, le test indique positif!

Je cligne plusieurs fois des yeux, il est quand même 5 heures du matin! Je me pince, je regarde attentivement le test, je le pose sur le comptoir, je relis le dépliant une dernière fois. Il y a vraiment deux lignes. J'accours dans la chambre et je réveille mon mari. Je lui demande de vérifier. Il confirme. Je suis enceinte!

On pleure de joie, la pression tombe. Le soulagement. On l'annonce à tout le monde, sans attendre les trois mois fragiles.

Suite à cette tentative qui fut un succès surprenant et à un accouchement sans problème d'un beau garçon en santé en 2005, je me dis "ça y est, c'est ça la bonne recette pour nous!".

J'étais loin de me douter, sept ans plus tard, que le deuxième bébé ne serait pas encore là.

Entre le cœur et la tête-Deuxième bataille

Deux années ont passé depuis la naissance de notre précieux garçon. On est prêt à accueillir un deuxième enfant. On connaît la recette alors nous prenons rendez-vous et nous nous rendons à la clinique de fertilité, très confiant. Ce sentiment sera de courte durée. C'est négatif. On ré-essais, ré-essais et ré-essais… le temps passe. Je tente quelques traitements d'acupuncture, il semblerait que ça aide. On ré-essai une cinquième fois, toujours négatif.

Mon corps commence à faire des réactions aux médicaments que je m'injecte. Des enflures apparaissent autour des endroits piqués, c'est sensible. Chaque mois qui passe est un deuil, chaque mois semble durer une année. Un rendez-vous s'impose. Mon médecin à la clinique de fertilité me propose alors trois options. Soit on continue les inséminations à l'infini, soit on essaye la fécondation In vitro (FIV) ou il y a toujours l'adoption.

La fécondation In vitro (FIV), selon le dictionnaire, est définie comme une technique de procréation médicalement assistée qui consiste à mettre en contact le sperme de l'homme avec les ovules de la femme dans des boîtes stériles pour ensuite procéder au transfert d'embryons dans l'utérus. Pour ce faire, les ovaires sont stimulés afin de provoquer la ponte de plusieurs ovules. Cette technique exige des injections journalières, de multiples prises de sang et des échographies. Lorsque c'est le bon moment, une ponction s'effectue, généralement sous anesthésie légère.

On a besoin de réfléchir à ces options… et la ponction me fait peur. Je pense que c'est plus douloureux qu'une insémination et on est loin d'un spermogramme, n'est-ce pas?

Qu'est-ce qui se passe? Le médecin ne peut pas nous le dire. Chaque être humain est différent, la science en fertilité a son lot de mystères. Je rêve d'un scanner qui énumère tous nos problèmes de santé et toutes les solutions pour traiter et guérir.

Des enfants, ça se fait à deux et mon mari a pensé à une autre option. Il est heureux avec un seul enfant alors pourquoi se torturer et revivre des deuils? Sa proposition: arrêter le processus. Le problème c'est que j'ai un besoin incompréhensible d'avoir deux enfants. C'est comme ça. C'est difficile à expliquer, ce n'est pas rationnel. Je vous confirme, le couple doit être fait fort, car traverser cette épreuve une première fois, c'est difficile, une deuxième fois c'est pire. Les discussions sont… émotives.

On discute lors d'un voyage de la possibilité d'adopter notre deuxième enfant. La FIV est dispendieuse en ce moment et le résultat n'est pas garanti. On aimerait bien accueillir un enfant qui a besoin d'une famille, d'amour et de soins. Je consulte sur Internet et je trouve une bonne agence. Après plusieurs recherches on choisit la Philippine. On commence les démarches d'adoption qui coûteront entre 15 000$ et 20 000$, et qui, au bout de l'aventure, un enfant nous attend.

Je me prépare à faire le deuil de porter mon deuxième enfant, quant à ma grande surprise, on annonce que le gouvernement va subventionner les FIV. Pour moi, cette décision fait énormément de sens. Permettre aux couples de se faire suivre en fertilité et augmenter les chances d'avoir des enfants, c'est logique et cela démontre une valeur humaine.

Retour aux discussions émotives, aux arguments tranchants. À force de persuasion et de compromis, mon mari accepte de me supporter et de vivre cette aventure, ce combat, avec moi. J'aimerais bien revivre une grossesse et la fécondation in vitro est maintenant abordable. J'ai quand même peur, ça semble douloureux.

Citation de Mark Twain : "Dans 20 ans, vous serez plus déçu par les choses que vous n'avez pas faites que par celles que vous avez faites. Alors sortez des sentiers battus. Mettez les voiles. Explorez. Rêvez. Découvrez"

Citation de J.Joubert : "La raison peut nous avertir de ce qu'il faut éviter, seul le cœur nous dit ce qu'il faut faire."

Angoisse

Nouveau protocole à suivre et je suis sur une liste d'attente. C'est plus long, plus de piqûres et de médicaments sans compter la ponction, qui soit dite en passant, je n'ai pas adoré. Ce n'était pas indolore. La manière que j'explique la ponction à mes proches c'est que d'abord des médicaments préparent la femme à ''pondre des œufs'' dans son utérus. Ensuite le médecin vient les chercher avec une longue seringue (la ponction) pour ensuite aller en laboratoire les mettre en contact avec les spermatozoïdes pour créer des embryons.

Entre le jour où j'ai reçu l'appel que mon tour était arrivé pour débuter le protocole de la FIV et le jour du transfert de l'embryon dans mon utérus, il s'est passé environ dix semaines.

Contrairement à la ponction, le transfert d'embryon est peu douloureux, ça ressemble un peu aux examens gynécologiques, mais ce qui est formidable c'est qu'on voit notre embryon dans un écran, avant de le transférer. C'est émouvant. Cette fois, le résultat se fera par une prise de sang à la clinique, deux semaines plus tard. Je me repose et y pense sans arrêt. Un jour avant, je suis trop curieuse et je fais un test maison. Négatif. Je me convaincs que le test sanguin est plus précis, je garde espoir.

Malheureusement, ça n'a pas fonctionné. Le côté positif est que j'ai produit de nombreux embryons et ils sont de bonne qualité. Prochain essai dans quelques mois. Mon corps doit se reposer et je retourne sur la liste d'attente.

Deuxième essai, négatif. Troisième essai, négatif. Je suis bouleversée. Avec tout ce temps qui a passé, si on avait adopté, on aurait un enfant dans les bras. La dépression n'est pas loin. Je fais une grosse crise d'angoisse qui ressemble à une crise cardiaque. Je consulte un médecin en sans rendez-vous le lendemain. Ça m'en prend beaucoup avant d'aller voir un médecin, et je me suis rappelé pourquoi. Le médecin qui m'a reçu m'a dit que la crise d'angoisse pourrait être dû au fait que je désire tant être enceinte à nouveau et a conclu la rencontre en disant ceci d'un ton exempt d'émotion et de compassion: "… bien là il faut tourner la page! Vous avez au moins un enfant, il faut savoir apprécier ce qu'on a et passer à autre chose. Bonne journée. " Voilà, pour lui c'était réglé.

Ce n'est pas ce que j'avais besoin d'entendre, surtout de la part d'un homme qui n'a probablement pas vécu ce genre d'épreuve, vu son manque de tact. C'est du repos dont j'ai besoin, peut-être même de parler avec une psychologue… Quelqu'un qui sait écouter et qui s'abstient de donner des conseils sur une souffrance qu'il n'a jamais vécue ou qui n'en connaît pas le sujet. Je suis ressortie encore peinée et incomprise.

Tourner la page ?... pas tout de suite! Je n'ai pas encore dit mon dernier mot! J'aurais apprécié que la clinique de fertilité m'offre de l'aide, du soutien durant tous ces échecs, car ils sont mieux placés que le médecin généraliste que j'ai malheureusement rencontré. Il y a des psychologues spécialisés pour aider les gens qui traversent ce genre de problème. Pourquoi ne pas nous remettre automatiquement après quelques échecs, un papier de consultation chez ces psychologues. On en a besoin pour différentes raisons, pour aider le couple à passer au travers, pour nous écouter et nous guider à travers les mois qui passent.

Pour ma part, je le conseille à tous ceux qui viennent me parler de leur épreuve. Cela doit aider à y voir plus clair, à moins pleurer tous les soirs et à supporter sa ou son partenaire.

Mon quotidien, je pleure. Je pleure dans les toilettes au travail lorsque des collègues annoncent qu'elles ou qu'ils attendent un bébé. Je pleure devant mon ordinateur ou dans les corridors. Les larmes me viennent sans prévenir. Je fais semblant, semblant que je suis heureuse pour les autres. En fait, je suis heureuse pour les autres, mais je ressens un mélange d'émotions. De l'empathie et de la douleur. Je mets toutes mes énergies et mes espoirs dans ce projet de vie, j'essaie de vivre normalement, mais je sens que je suis là sans toutefois être présente. Je retiens mon souffle, jusqu'à ce qu'on atteigne notre but ultime.

La bataille n'est pas finie. Les miracles existent. Je garde espoir. Toutefois, pour ce protégé, on s'est entendu sur une fin. Nous allons cesser la bataille lorsque j'aurai utilisé tous les embryons de ma première ponction. Ensuite, ce sera terminé. Une fin doit être entendue car on ne peut pas supporter cette souffrance indéfiniment jusqu'à ce que le manque d'argent, la dépression, la séparation ou l'âge deviennent l'ultime raison d'arrêter. Deuil après deuil, la capacité de l'un n'est pas nécessairement la même que l'autre. Il faut discuter, s'entendre sur un plan et être en mesure de le respecter pour ensuite reprendre le cours de la vie. On peut s'entendre sur une durée de temps, un nombre d'essais, arrêter avant ou après la F.I.V., adopter ou ne pas adopter…

Citation de Elon Musk : "Si quelque chose est suffisamment important, même si les chances sont contre vous, vous devriez toujours le faire."

La vie, la mort - Quatrième Bataille

Je me suis intéressée au yoga et à la méditation. Je me sens un peu plus Zen, malgré un emploi exigeant et stressant. Décembre 2011, quatrième et avant-dernier essai, deux embryons sont déposés. Je sens que cette fois c'est la bonne. Mon instinct me dit qu'une pause d'une semaine après le transfert serait favorable. J'ai un patron compréhensif. Les médecins insistent sur le fait qu'aucune étude scientifique ne démontre un lien entre arrêter de travailler et un résultat positif. Quoi qu'il en soit, je tiens à mettre les chances de mon côté en diminuant le stress. J'ai bien fait de me fier à mon instinct, le résultat est positif. Un embryon est resté. Je retourne travailler en planifiant tranquillement mon départ. Je suis sur un nuage. Je flotte. On flotte ! On oublie souvent l'homme dans ces épreuves. Il traverse les mêmes émotions que moi et en plus il a su être fort pour me soutenir. Cette fois, on l'annonce uniquement à certaines personnes proches. Chaque moment est précieux, j'ai des maux de cœur mais je suis tellement reconnaissante.

Les trois mois sonnent et je sens que quelque chose cloche. C'est difficile d'expliquer ce pressentiment mais avec les pertes sanguines, je redoute le pire. Je suis à la treizième semaine de grossesse. On se rend à l'urgence de l'hôpital près de chez moi. L'infirmier au triage m'explique ce qu'est une fausse couche et me donne un dépliant. Pourquoi? Je ne peux pas faire une fausse couche! C'est un bébé trop précieux pour le perdre. Je sors de son bureau un peu troublé. Je m'assois près de mon mari, il me tient la main. Après huit heures d'attente, notre tour arrive et on procède à l'échographie. L'échographie annonce une terrible nouvelle: la mort du bébé. Les jambes ne nous supportent plus. La terre arrête de tourner, le temps s'est arrêté. On n'a plus de force. Ne pas devenir enceinte est douloureux, devenir enceinte après tant d'espoir et le perdre est une indescriptible souffrance. Après tant d'années, après tant d'effort.

Je prends une pause de traitement, une pause physique et mentale. Le dernier embryon devra attendre. Un arrêt de travail de deux semaines m'est accordé par le médecin de l'hôpital, après que je l'ai moi-même demandé. On me propose trois options pour faire sortir le petit ange. La première, laissé passer le temps pour que la nature se charge de l'expulser naturellement. La deuxième, une pilule à prendre soit à la maison ou à l'hôpital qui va provoquer l'expulsion. La dernière, le curetage à l'hôpital. J'ai choisi la première option. Je pense qu'au fond le bébé n'est pas mort, ils se sont trompés et le bébé va bouger à la prochaine échographie. Le dénie, première phase du deuil. Une semaine plus tard, le bébé ne sort pas et une seconde échographie montre qu'il ne bouge toujours pas. Je prends donc la deuxième option, mais je tiens à vivre l'expulsion à la maison, dans mes affaires. Je prends la pilule prescrite, bébé sort dans la toilette en soirée avec douleur et hémorragie.

L'image de ce minuscule être humain, bien formé, mort, restera gravée dans ma mémoire toute ma vie. C'est traumatisant. Je ressors des toilettes et je vais retrouver mon homme. Il fond en larmes dans la cuisine. Il reprend vite son sang-froid car je ne vais pas bien. L'hémorragie ne diminue pas. Mon fils joue dans le sous-sol, il ne sait pas ce qui se passe. Ma mère est à notre chevet. Ils ont très peur, mais je tiens à rester chez moi.

Au moment où ils vont appeler l'ambulance, je reprends des couleurs et l'hémorragie diminue. Je reste donc à la maison. Je retourne travailler la semaine suivante mais j'ai la tête ailleurs. Je n'étais pas prête à retourner au travail et voir mes collègues. Je pense à consulter un psychologue, mais je suis épuisée.

Demander de l'aide? Je l'ai déjà fait chez ce fameux docteur... Qui me comprendrait de toute façon? Tourne la page la grande! Je continue mon deuil. J'ai besoin d'en parler avec quelqu'un qui a vécu ce genre d'expérience, mais c'est un sujet sensible. Celles que je connais qui ont fait une fausse couche n'ont pas de difficulté à concevoir des enfants. La plupart se remettent rapidement et les mois suivants elles sont enceintes. Ces personnes ne peuvent pas vraiment comprendre ce que je vis.

Retour à la case départ avec peu d'espoir. Avec mon histoire qui circule discrètement au travail, certaines personnes viennent se confier et j'apprends qu'il y a plus de gens que je pensais qui ont des problèmes de fertilité. J'essaie de les aider, et lorsque les gens s'ouvrent à moi, cela m'aide à passer au travers. Je me sens utile.

Ce que nous avons le plus de besoin c'est une écoute, de l'empathie, de la compréhension. Si vous n'avez pas vécu cette "maladie", évitez de donner des conseils. Ne suggérez pas le "lâcher prise", vous savez, ce conseil qui dit que si on arrête de "focusser" là-dessus ça va arriver tout seul. Il se peut qu'on ait déjà tout essayé, même de lâcher prise, et que cela n'a pas fonctionné. Ne jugez pas non plus les décisions qu'on a prises...

Ce que nous avons besoin: simplement écouter, demander comment on se sent, dites que vous ne pouvez pas comprendre exactement ce que nous vivons mais que vous êtes de tout cœur avec nous. Il se peut qu'un couple n'envisage pas l'adoption et c'est leur décision. Vous pouvez toujours nous partager l'expérience vécue par l'un de vos proches, tout en vous assurant que ce partage soit utile et respectueux. Sachez que si vous vous plaignez des difficultés que vous vivez avec vos enfants, devant des gens qui n'arrivent pas à en avoir, il se peut qu'ils vous répondent: ''on les prendrait bien nous...''. Même si on a un enfant, il se peut que le désir inexplicable et plus fort que tout d'en avoir deux nous habite.

Besoin d'un miracle - Dernière bataille

Quelques mois on passés, une pause essentielle à la santé physique mais surtout mentale. Je pense au petit embryon qui m'attend, le dernier. Alors je contacte la clinique de fertilité et on me fait passer un test pour essayer de trouver ce qui a pu causer la fausse couche. On n'a rien trouvé. Un autre mystère. Je retourne donc sur la liste d'attente et je refais, pour la dernière fois, le protocole de la fécondation in vitro.

Je continue le yoga, la méditation et le positivisme. Je visualise un bébé fille, une fille rousse aux yeux verts, ou bleus. Je souhaite surtout un bébé en santé. Bonne nouvelle, cette fois, à la clinique de fertilité, on me dit qu'il serait possible de demander un arrêt de travail entre le transfert de l'embryon et le test sanguin, soit deux semaines. Je sais que mon patron est compréhensif et prêt à m'accommoder, mais je préfère avoir une autorisation officielle des médecins. Je demande donc l'arrêt de travail. Je suis au repos et je fais très attention. J'ai la chance d'avoir une maman dévouée, c'est elle qui, depuis le début de la

FIV, m'injecte les médicaments à tous les jours. Mon mari est soulagé car il ne veut pas me piquer. Durant ma dernière chance, ma mère vient faire le lavage, la vaisselle, porter les poubelles au chemin, tout pour me permettre de rester au repos et de réussir cette grossesse. Heureusement qu'elle habite à côté. J'essaie de ne pas stresser, mais l'idée de revivre un deuil me hante.

Je suis seule à la maison, trois jours avant le test sanguin de la clinique. Je me risque à faire un test de grossesse maison. Pourquoi faire ce test maintenant? Si le résultat est positif, j'aimerais tellement faire la surprise à mon homme. Je rêve depuis des années d'annoncer à mon homme que je suis enceinte, de le surprendre. Comme les autres couples et comme on voit dans les films. Avec les traitements de fertilité, on oublie la surprise, il m'accompagnait! Je pose donc mes yeux sur le test, je n'hallucine pas, il y a les deux fameuses lignes! Je suis enceinte. C'était ma dernière chance. C'est un miracle. J'ai pris un risque, car si cela avait été négatif, j'aurais été bouleversée et seule. Je suis à la fois surexcitée et inquiète. Cette fois je suis trop consciente que je peux à nouveau le perdre. Un étrange mélange d'émotions.

Comment surprendre mon homme? J'ai décidé de monter le lit de bébé dans la chambre prévue, cette chambre qui était vide depuis si longtemps. J'ai ajouté les couvertures et quelques toutous. J'ai fait très attention. Je me suis retenue d'appeler ma mère. Les heures passaient trop lentement avant l'arrivée de mon homme. Une fois revenu du travail, j'ai attiré mon mari dans cette chambre. Il a vu le lit de bébé et, avec un drôle de regard, il m'a demandé si cela voulait dire ce qu'il pensait que cela voulait dire. Je lui ai montré le test de grossesse. Enfin de la joie, du bonheur, un cœur léger. Nous sommes prudents, nous avons conscience de la fragilité de la vie.

Mon garçon à maintenant sept ans et il comprend ce qui se passe. Il est tellement heureux, il rêve d'une petite sœur depuis deux ans. On attend tout de même le test sanguin avant de célébrer. Je commence aussitôt à faire des appels pour trouver un médecin qui suivra ma grossesse de près, vu mes antécédents. Je suis la femme la plus heureuse du monde en ce moment et je ferai tout pour réussir cette grossesse. Le test sanguin de la clinique confirme mon état, je suis enceinte. Cette fois, je visualise ma grossesse, je me dis que je le mérite et j'essaie de ne pas trop penser au risque de fausse couche. Je tiens à rester au repos, je sais que c'est ce qu'il me faut.

J'appelle une clinique près de chez moi et je leur explique ma situation. On ne veut pas m'autoriser un arrêt de travail préventif. On me dit que si je fais une fausse couche, c'est la nature et qu'un arrêt n'est pas une solution. Je n'abonne pas, j'appelle ma clinique de fertilité, si quelqu'un peut me comprendre c'est bien eux! Je rencontre le docteur, une madame très sympathique, qui comprend tout de suite ma situation et j'obtiens un arrêt indéterminé. Enfin quelqu'un qui va m'aider. Je dois rester au repos. Je suis tellement soulagée. Je prends soin de moi.

Chaque journée est un pas de plus, mais je suis consciente que rien n'est gagné. Ce n'est pas une grossesse que l'on vit avec joie et innocence. Je suis attentive à chaque changement dans mon corps et je surveille si j'ai des pertes sanguines à chaque fois que je vais à la toilette.

C'est difficile de voir ma mère et mon mari mettre les bouchées doubles pour accomplir les tâches que je faisais dans la maison. Faire l'épicerie, vider la litière, passer la balayeuse, vider le lave-vaisselle pour ne nommer que quelques exemples. Le stress me regagne car voilà que mes assurances n'acceptent pas de me payer l'arrêt de travail préventif. On ne peut pas me laisser en paix pendant neuf mois? Je ne risquerai pas ma grossesse à dépenser de l'énergie et à angoisser à cause d'une compagnie d'assurance.

Les semaines avancent. J'arrive au cap de la treizième semaine de grossesse, je repense à ma fausse couche. Des mauvais souvenirs. Mon médecin perçoit mon anxiété. L'échographie de la clarté nucale et la prise de sang confirment que le bébé est en vie et tout va bien. La première chose que j'ai demandée lorsqu'elle a posé son appareil sur mon ventre est: " est-ce qu'il bouge? ".

La grossesse va bien, malgré la détection d'un hématome, d'un col recouvrant (le placenta est au plus bas, il bloque le col de l'utérus) et d'un léger diabète de grossesse. Repos, modifier mon alimentation et aller marcher dehors voilà mon quotidien en attendant l'arrivée de ce précieux bébé. Plusieurs semaines ont passé et le placenta a remonté dans l'utérus permettant maintenant un accouchement naturel. L'échographie nous rassure, je retourne donc travailler.

Le retour au travail est difficile. J'apprends à ajouter, à mon horaire très chargé, la prise de mon taux de sucre le matin, le midi et le soir. Je dois préparer des repas qui correspondent aux besoins de mon corps diabétique, en plus des étourdissements et des faiblesses qui surviennent à tout moment. Je ne me plains pas, je voulais tellement être enceinte. Un jour à la fois, une semaine à la fois... Chaque échographie et rendez-vous médical, j'espère entendre le cœur de bébé battre et le voir bouger.

On réalise tranquillement que cette fois, ça y est. Bébé sera bientôt là. Notre petit ange tant espéré. Oui, ce sera le retour aux couches et au manque de sommeil... Par contre, l'avantage d'avoir des enfants si espacés en âge c'est de voir mon garçon comprendre et réaliser ce qui se passe. Il ne sait pas vraiment comment on fait des bébés, mais il sait qu'il faut un docteur pour déposer le bébé dans le ventre de maman. Cela me fait sourire. Il participe à l'évolution de la grossesse et assiste aux échographies. Des moments inoubliables. Il a le bonheur d'apprendre en même temps que nous que c'est bel et bien une petite sœur qui est dans mon ventre. La voix remplie d'émotion, mon fils dit les yeux pleins d'eau; "je le savais! ". On est très émue. Je décide de débuter mon congé maternité plus tôt que prévu. Je suis épuisée. Bébé est prévu pour fin mai, je quitte le premier avril. Je me prépare à son éventuelle arrivée.

Les jours passent, je fais toujours très attention. Les quarante semaines sont arrivées et elle ne veut pas sortir. Je crois qu'elle voulait me dire " Tu voulais tant être enceinte, tu as travaillé si fort alors profite s'en! ". Heureusement elle va bien. Je me fais finalement provoquer à 41,4 semaines de grossesse, en juin. Le bon côté c'est de se rendre à l'hôpital calmement et prêt. Quelques heures ont passé et la belle petite rouquine de huit livres est née d'un accouchement naturel et intense. Oui, ma fille est rousse aux yeux bleus. Je l'avais souhaité dans mes rêves les plus fous, mais j'étais certaine qu'elle aurait les cheveux bruns comme son frère, son père et moi.

Enfin, je peux maintenant respirer… tourner cette fameuse page. Avec ces dix années à fonder une famille, j'ai découvert le sens du mot persévérance. De son côté, mon mari est maintenant soulagé et heureux. Un bonheur mérité. Mon grand garçon adore sa petite sœur de tout son cœur, c'est magique. Ils sont si précieux. On vit de merveilleuses aventures et on est reconnaissant! Ce n'est pas toujours facile être parent, et lorsque ces moments arrivent je me souviens qu'on a cette chance, ce privilège. Nous avons trouvé cette épreuve difficile, mais nous ne regrettons rien. Nous sommes allé jusqu'au bout.

Je suis toujours sensible et émotive lorsque j'entends des histoires de couples qui traversent ce genre d'expérience. Certains couples finissent par se séparer, d'autres passent au travers. Le résultat espéré peut être rapide, long, très long et d'autres fois ça ne fonctionne jamais... c'est une immense douleur, une souffrance difficile à imaginer, un énorme stress et d'innombrables deuils.

L'existence de ces cliniques, les traitements abordables, voire gratuits, le soutien de nos pairs, de nos patrons, l'aide psychologique, l'information et la sensibilisation sur le sujet sont essentiels.

Nous ne sommes pas seuls. Partageons nos histoires.

Fin de la parenthèse

Pour moi, vouloir donner la vie malgré un problème de fertilité, c'est essayer de faire pousser une fleur dans le désert. Le résultat est incertain mais l'effort en vaut la peine.

Véronique Brochu

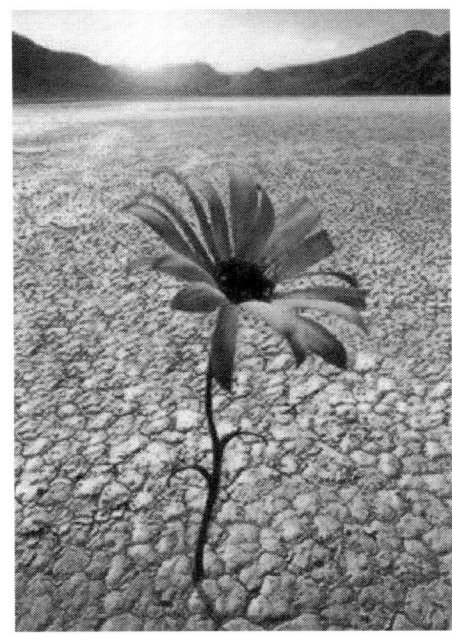